DE LA

PARALYSIE FACIALE

CHEZ LES DIABÉTIQUES

PAR

Aimable GRÉGOIRE

DOCTEUR EN MÉDECINE DE LA FACULTÉ DE PARIS

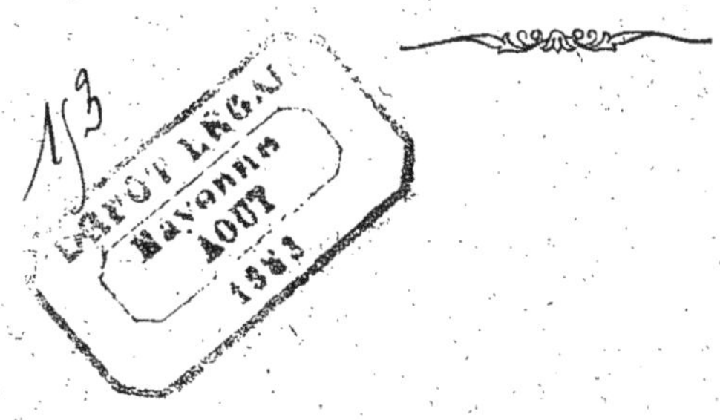

PARIS

ALPHONSE DERENNE

52, Boulevard Saint-Michel, 52

1883

DE LA

PARALYSIE FACIALE

CHEZ LES DIABÉTIQUES

PAR

Aimable GRÉGOIRE

DOCTEUR EN MÉDECINE DE LA FACULTÉ DE PARIS

PARIS

ALPHONSE DERENNE

52, Boulevard Saint-Michel, 52

1883

A MA MÈRE

A MA SŒUR

A M. OBERRIETH

Hommage de vive reconnaissance.

A MON MAITRE

M. CONSTANTIN PAUL

Médecin à l'hôpital Lariboisière
Professeur agrégé à la Faculté de médecine

A MON PRÉSIDENT DE THÈSE

M. CORNIL

Médecin de l'hôpital de la Pitié
Professeur à la Faculté de Médecine.

PARALYSIE FACIALE

CHEZ LES DIABÉTIQUES

INTRODUCTION. — EXPOSÉ DU SUJET

Le diabète sucré est une maladie caractérisée principalement par la présence du sucre dans l'urine : la glycosurie.

Quant au symptôme révélateur qui attire l'attention du côté des urines et fait les examiner, il peut être fort variable.

Il s'en faut de beaucoup, en effet, que la trinité classique : polyurie, polydipsie, polyphagie tienne toujours la tête des phénomènes morbides.

Au point de vue clinique le diabète sucré est une maladie essentiellement protéiforme, susceptible de frapper soit isolément, soit simultanément les trois grandes fonctions de nutrition, de relation, de reproduction, même, et souvent, celle d'idéation ; et chacune de ces fonctions peut être atteinte dans des degrés et d'une façon très variée.

Le plus souvent c'est l'exagération de la soif, l'insatia-

Grégoire   2

bilité de l'appétit, la grande quantité des urines qui donnent l'idée de la recherche de la glycose.

Mais aussi combien souvent n'arrive t-il pas que ces signes si précieux, si positifs fassent complètement défaut !

Tantôt en effet, bien qu'ils existent, ils n'ont pas été remarqués par le malade, ou il n'y a pas pris garde et n'a, par conséquent, pas songé à consulter à ce sujet ; tantôt ils sont si peu accusés qu'ils ont pu et dû passer inaperçus ; tantôt même ils n'existent à aucun degré comme le prouvent d'assez nombreuses observations.

C'est alors un affaiblissement musculaire que rien n'explique, une sensation de fatigue, de brisement dont Marchal de Calvi a le premier signalé toute l'importance diagnostique ; la fréquence des anthrax, des phlegmons ; la gangrène des extrémités ; des troubles de la vue, des troubles nerveux divers et, le plus souvent bizarres, qui pourront mettre sur la voie d'un diabète méconnu.

Les troubles nerveux, en particulier, peuvent varier presque à l'infini.

« Ils forment à côté de la description classique du diabète tout un chapitre à part, très riche en faits, très intéressant, par conséquent utile à étudier au point de vue pratique, et cependant très peu connu » (Dreyfous, Th. d'agrégation).

Ils ont été signalés pourtant depuis longtemps.

Marchal de Calvi les signalait il y a vingt ans, et Trousseau, à la même époque, disait : « Il n'est pas absolument rare que le diabète sucré ne se traduise par aucun autre trouble morbide que des accidents nerveux bizarres dont on ne saurait trouver la raison d'être ailleurs et dont la nature ne se révèle que lorsque le hasard vous a fait découvrir dans l'urine l'existence de la glycose. »

Ainsi, non-seulement Trousseau parle de ces accidents, mais il les caractérise : ils sont bizarres et il faut que ce soit le hasard qui mette sur la voie du diagnostic.

Grâce aux travaux d'Andral, du professeur G. Sée, de Bouchardat, de M. Durand-Fardel, ces faits devinrent de plus en plus connus.

En 1876, M. Lecorché réunit ces accidents qu'il divisa en deux parties, et décrit ceux qu'il appelle symptomatiques et ceux qu'il regarde comme des complications.

Ces manifestations nerveuses peuvent atteindre la motilité, la sensibilité générale ou spéciale, les fonctions intellectuelles, la nutrition et les variétés de troubles que l'on observe sont telles, qu'il serait presque impossible d'énumérer tous les cas qui peuvent se présenter, comme il serait impossible de prévoir dans quel cas, à quelle époque de la maladie on pourra les observer.

La bizarrerie, l'imprévu, telle est, en effet, la caractéristique de ces accidents nerveux.

Parmi ces troubles, les paralysies diabétiques sont peut-être les moins connues, sans doute parce qu'elles sont les moins fréquentes, quoiqu'elles soient loin d'être rares.

M. Lecorché les mentionne, M. Mary (th. 1881) les signale, Leyden y insiste d'une façon particulière ; on les trouve encore indiquées dans la pathologie de M. le professeur Jaccoud.

Marchal de Calvi, Leudet, ont bien signalé des cas de paralysie chez des diabétiques, mais ces faits pouvaient être regardés comme de simples coïncidences.

Dans un ouvrage récent, M. Bouchard écrit :

Les symptômes nerveux du diabète sont très fréquents et je puis ajouter très peu connus, mais, qu'il s'agisse de vertiges, de délire, de céphalées, de paralysies, d'hémiplégies, même d'aphasie ; de tels symptômes ne s'observent pas plus spécialement dans telle ou telle forme de la maladie, ils ne font pas partie d'un cortège symptomatique spécial.

C'était là simplement la constatation de faits depuis longtemps connus, mais c'est à M. le professeur Lasègue que revient le mérite d'avoir attiré spécialement l'attention sur les paralysies diabétiques, d'avoir précisé les caractères qui permettent de les reconnaître et de les classer à part.

Elles sont souvent localisées, partielles et incomplètes.

Il n'est pas rare cependant qu'elles se présentent sous la forme d'une hémiplégie totale, voire même d'une paralysie.

Elles peuvent survenir à toutes les périodes du diabète ; souvent dans le cours de la maladie confirmée, plus fréquemment peut-être lors du début apparent de la glycosurie.

Et M. Lasègue appuie spécialement sur ce caractère, ce sont des accidents initiaux.

Il arrive souvent, du reste, que ces paralysies coïncident avec d'autres accidents qui sont en relation évidente avec le diabète et peuvent par conséquent en indiquer l'origine.

Mais de toutes les paralysies les monoplégies sont les plus fréquentes, assez fréquentes même pour qu'on doive toujours, dans le cas de paralysie limitée, songer au diabête et rechercher s'il n'existerait pas de sucre dans les urines.

Les paralysies d'origine diabétique sont, comme tous les accidents nerveux du diabète, aussi bizarres qu'imprévus.

Parmi ces paralysies il en est une cependant, l'hémiplégie faciale, dont la fréquence réellement frappante en fait un signe bien autrement précis que la plupart des paralysies observées.

D'un autre côté, l'hémiplégie faciale est une affection commune. Ses causes peuvent être multiples : traumatisme, refroidissement, lésions de l'encéphale, etc. Telles sont celles au moins que l'on invoque le plus souvent en présence d'une paralysie faciale isolée.

Or, les observations que nous avons recueillies montrent qu'en pareil cas il faut aussi songer au diabète.

On trouve l'hémiplégie faciale tantôt premier accident d'un diabète méconnu, tantôt complication d'un diabète avéré ; et, dans le premier elle a pu faire découvrir une maladie déjà ancienne et servir ainsi de signe révélateur d'une glycosurie longtemps méconnue.

Elle peut être isolée, comme elle peut accompagner d'autres paralysies et faire simplement partie du nombreux cortège des accidents nerveux du diabète.

Nous avons réuni ces observations où nous avons rencontré l'hémiplégie faciale chez des diabétiques.

La liste n'en est pas longue, sans doute ; surtout de celles où il s'agit d'une paralysie faciale isolée et premier indice de la glycosurie ; mais nous ne doutons point qu'il ne faille s'en prendre bien plutôt au manque d'observation qu'au manque de faits.

En terminant cette courte introduction qu'il nous soit permis de témoigner ici toute notre reconnaissance à notre cher et vénéré maître M. Constantin Paul pour la constante bienveillance qu'il nous a toujours montrée, et d'adresser tous nos remerciements à M. le professeur Cornil qui a bien voulu accepter de présider cette thèse.

PATHOGÉNIE ET ANATOMIE PATHOLOGIQUE

Les différentes théories qui ont tour à tour été propo-
sées, admises et repoussées pour expliquer le diabète sont
assez nombreuses pour avoir été rangées sous différents
titres.

Il n'entre point dans notre sujet de reproduire en détail
chacune de ces théories. Elles ont été exposées tant de fois
que ce serait une besogne aussi inutile qu'insipide.

Néanmoins, comme nous devons rechercher la pathogé-
nie d'un symptôme non encore étudié nous allons rapide-
ment résumer ces théories afin de rechercher quelle est
celle qui permet de plus facilement d'expliquer ce nouveau
symptôme et d'en déduire quelle est celle de ces théories
qui se trouve plutôt affirmée par lui.

On a classé les théories du diabète suivant un ordre en
quelque sorte physiologique.

M. le professeur Jaccoud que nous suivrons dans ce
chapitre désigne trois théories principales : Théorie gastro-
intestinale, théorie pulmonaire, théorie hépatique, aux-
quelles on peut ajouter la théorie des globules sanguins, et
la théorie pancréatique.

La théorie gastro-intestinale est la suivante : Par suite
d'un vice dans le processus digestif la transformation des
féculents en sucre est trop rapide ou trop abondante dans
le canal intestinal, l'absorption en introduit donc dans le
sang une quantité exagérée, de là glycémie et glycosurie.

La persistance de ces conditions conduit au diabète confirmé.

Dans la théorie pulmonaire on admet que le sucre n'est pas brûlé dans les poumons comme à l'état sain et qu'il reste dans le sang à l'état de sucre, d'où son passage dans l'urine.

La théorie hépatique née des expériences de Cl. Bernard n'implique aucune relation entre l'état diabétique et l'alimentation et par là elle échappe à l'objection fondamentale que soulèvent les interprétations précédentes.

Nous laissons de côté pour le moment cette théorie sur laquelle nous aurons à revenir et nous continuons notre énumération.

La théorie du globule sanguin (Pettenkofer et Voit, Happer) repose sur un fait positif qui est le suivant : un diabétique qui consomme plus d'aliments qu'un individu sain n'absorbe cependant pas plus d'oxygène et ne produit pas plus d'acide carbonique, d'où cette conséquence que si le sucre n'est pas brûlé chez le diabétique c'est qu'il y a défaut du rapport entre la qualité du sucre formant la quantité de l'oxygène absorbé. Cette insuffisance de l'oxygène, les auteurs cités l'attribuent à un défaut d'activité du globule sanguin qui n'a plus au même degré qu'à l'état sain la propriété de fixer l'oxygène.

La théorie pancréatique repose sur un fait qui est loin d'être constant ou même fréquent, sur l'altération du pancréas chez les diabétiques.

Enfin la théorie de l'acidité du sang de Mialhe, d'après lequel le sang du diabétique est trop peu alcalin pour détruire le sucre qui y arrive, mérite à peine d'être mentionnée puisque le point fondamental sur lequel elle s'appuie est démenti par l'expérience : l'alcalinité du sang n'est pas moindre chez les diabétiques que chez les autres individus.

Nous nous en tiendrons à ce rapide exposé que nous avons résumé d'après M. le professeur Jaccoud et nous revenons à la théorie hépatique sur laquelle nous devons insister.

C'est aux travaux de Cl. Bernard que sont dues nos connaissances sur la fonction glycogénique du foie. Nous ne rappelerons pas les expériences de l'éminent physiologiste, elles sont toutes trop célèbres et trop connues.

Cl. Bernard admettait que le sucre se rencontrait chez tous les animaux et en proportions sensiblement égales chez les différentes espèces de la série animale, quel que fût le genre d'alimentation dont ces animaux faisaient usage.

Du moment que le sucre qui existe chez les animaux ne provient pas de l'alimentation, l'organisme devait en produire de toutes pièces du moins en partie, il devait y avoir une fonction spécialement chargée de cette élaboration de la matière sucrée. Il s'agissait donc de savoir quel était l'appareil auquel cette fonction était dévolue.

En recherchant dans les divers tissus et les divers organes la présence de cette matière sucrée analogue au sucre que l'on constate dans les urines des diabétiques, Cl. Bernard trouva que le foie en était toujours imprégné. Il en conclut, après de nombreuses expériences , que ce dernier était l'organe où se formait le sucre.

Mais sous quelle influence, par quel agent cette fonction

dont le résultat était la production de la glycogène était-elle excitée ?

Comme toutes les glandes, le foie est sous la dépendance du système nerveux. Dès lors en agissant sur celui-ci on peut agir indirectement sur celui-là et modifier ainsi les fonctions dont il est chargé.

Si l'on pique un certain point de la moelle allongée d'un animal carnivore ou herbivore, le sucre, au bout d'un certain temps, apparaît dans les urines de l'individu en expérience.

Ce point précis est limité dans le quatrième ventricule cérébral en haut par une ligne transversale qui réunit les deux tubercules de Wenzel, en bas par une autre ligne qui va de l'origine de l'un des nerfs pneumogastriques à l'autre.

Sur ce plancher du quatrième ventricule les piqûres peuvent produire différents phénomènes, lesquels pourront se traduire par des symptômes analogues à ceux que présente le diabète.

Il n'est donc pas étonnant, par conséquent, de rattacher le syndrôme diabète à une lésion du quatrième ventricule, puisque la polyurie, la glycosurie, la polyurie insipide peuvent être produits artificiellement par là lésion du point que nous venons de citer.

Pour Cl. Bernard cette lésion détermine une suractivité du foie et par suite l'apparition du sucre dans l'urine. Pour lui encore, il faut que le foie soit normal pour que le diabète soit possible « le foie n'a pas perdu ses fonctions, dit-il, il pêche au contraire par un fonctionnement trop actif, une activité exubérante. De sorte qu'il n'est pas étohnant que l'anatomie pathologique soit muette sur les cas de diabète dégagés de toute complication. Il ne s'agit pas ici d'un trouble imputable à une lésion anatomique qui empêche la fonction, il s'agit d'un trouble fonctionnel sur lequel l'inspection cadavérique ne donne aucun éclaircissement.

Lorsqu'un muscle est contracté, il n'est pas anatomiquement lésé pour cela ; sur le vivant son trouble fonctionnel est facile à constater, sur le cadavre on ne trouvera pas de lésion anatomique ni de modification de la substance musculaire. Il n'y a donc pas, il ne saurait y avoir de lésions du foie chez les diabétiques. L'excès de fonctionnement n'est pas le résultat d'un état anatomo-pathologique, on ne saurait même concevoir *à priori* l'association possible de ces deux phénomènes. Il faut avoir le foie anatomiquement sain pour être diabétique.

Cette théorie nous permettant d'expliquer les troubles urinaires, voyons si les lésions que l'on trouve à l'autopsie des individus ayant succombé au diabète, répondent à celles que produit le physiologiste. L'étiologie traumatique de bien des diabétiques, les chutes, les fractures du crâne, les épanchements sanguins amènent le diabète. On peut donc déjà être sûr qu'une lésion cérébrale suffit pour amener du sucre dans les urines, tout au moins de la glycosurie sinon du diabète.

Diverses lésions ont été signalées qui peuvent en effet expliquer la formation du sucre par lésion nerveuse.

On a noté l'hyperhémie, l'épaississement et l'opalinité de l'épendyme du quatrième ventricule. Ces aspects peuvent se rencontrer sans aucun diabète, et n'existent pas tou-

jours dans le diabète, mais alors on peut trouver d'autres
lésions au même point qui alors expliquent les divers symptômes qui peuvent se présenter pendant l'évolution de cette
grave affection.

On a signalé l'atrophie, la dégénérescence et la pigmen-
tation des cellules ganglionnaires du plancher du quatrième
ventricule, l'altération régressive des vaisseaux ou des lésions mieux caractérisées, tumeur du quatrième ventricule, etc.

Nous ne pouvons mieux faire que de citer textuellement
les relations d'autopsies rares malheureusement des auteurs
qui les ont publiées.

M. Levrat Perroton a fait sa thèse sur un cas de glycosurie, déterminée par une tumeur colloïde, renfermée dans
le quatrième ventricule ; Trousseau rapporte une autopsie
faite par Luys, dans laquelle on remarque que la paroi antérieure du quatrième ventricule était plus vasculaire qu'à l'état
normal; de gros troncs vasculaires se dessinaient à sa surface.
De plus en y regardant de près on voyait nettement quelques taches fauves dissiminées et diffuses aux régions su-
périeures, au-dessous des processus supérieurs du cer-
velet, quelques taches semblables se voyaient également
au-dessous des branches d'insertion du nerf acoustique.

En faisant une section transversale de la région, M. Luys
a constaté que toute la substance grise était le siége d'une
vascularisation insolite, qui lui donnait un aspect rosé, et
de plus, l'examen histologique des taches fauves lui a fait
voir que ces colorations insolites étaient dues à la dégénérescence graisseuse de toutes les cellules nerveuses des régions correspondantes. Ces cellules nerveuses, au lieu de

se présenter en effet avec leurs contours nets, avec leurs prolongements effilés et leur noyau bien circonscrit, étaient toutes converties en un amas granulé informe, constitué exclusivement par des granulations jaunâtres plus ou moins lâchement agrégées entre elles, de telle sorte que l'on pourrait dire que, dans ce cas, les éléments histologiques arrivés aux dernières périodes de l'évolution rétrograde, avaient complètement cessé d'exister, en tant qu'individualités anatomiques propres.

Dans une autre autopsie, Luys (1) constata des lésions analogues : Vascularisation considérable avec coloration brunâtre de la paroi antérieure du quatrième ventricule, dont la consistance était en même temps notablement diminuée. L'examen histologique fit reconnaître outre une turgescence remarquable des vaisseaux capillaires du plus fin calibre, que la présence de ces taches jaunes, fauves et brunâtres par place, était due à une dégénérescence particulière de toutes les cellules nerveuses de ces régions. Toutes ces cellules, en voie d'évolution rétrograde, étaient remplies de granulations jaunâtres déchiquetées sur leurs bords, à moitié détruites et ne présentant plus que quelques fragments à peine reconnaissables.

D'autres autopsies donnent des résultats analogues, Pavy (2) a trouvé chez une petite fille, prise de glycosurie après un violent traumatisme, des ecchymoses dans le

1. Luys. *Comptes rendus des séances de la Société de biologie,* année 1860, 3° série, T. II, p. 29.

2. Pavy. *Glycosurie après traumatisme* (Researches on the nature and treatment of the diabette, Londres 1862).

plancher du quatrième ventricule ; Reimer a trouvé chez un enfant âgé de sept ans, diabétique, une tumeur qui avait anémié et œdématié le cerveau.

Les ventricules latéraux étaient dilatés par l'épanchement. Le quatrième ventricule est également dilaté : son épendyme est parsemé de quelques ecchymoses grosses comme des têtes d'épingle sur le plancher, il y a une petite saillie lisse, qui par sa couleur verdâtre tranche sur les parties environnantes et s'enfonce de deux lignes dans le parenchyme. . . . .

Le milieu d'une coupe faite en travers du plancher du quatrième ventricule montre la longueur de la tumeur dans son étendue. Elle est d'une forme irrégulière, la partie qui est à sa droite forme une saillie. La longueur est de 6 millimètres, la largeur de 4 millimètres, l'épaisseur de 1 millimètre. Au centre de cette tumeur colorée en jaune, fendue et lisse à la surface, est un noyau hémorrhagique gros comme un grain de moutarde. La base de la tumeur se distingue des parties voisines par un bord légèrement rougeâtre. De fines coupes montrent un léger rétrécissement dans lequel sont groupées en ordre plus ou moins serré, rappelant les corpuscules muqueux, des cellules rondes légèrement irrégulières. A la base, les cellules paraissent étroitement accolées et ont l'aspect de cellules fusiformes avec de longs prolongements.

On ne voit pas de filaments nerveux dans la tumeur, elle est traversée par des vaisseaux dilatés qui se sont rompus au centre.

L'épendyme voisin montre aussi çà et là des cellules

étoilées semblables ; on ne remarque pas de cellules rondes. En somme, il s'agit d'un gliôme à grosses cellules (1).

Howschip Dickinson (2) rapporte aussi une autopsie où nous retrouvons des lésions remarquables du côté du bulbe. A l'ouverture du crâne on trouve le cerveau un peu congestionné ; dans les ventricules un peu de liquide clair, la moelle, le pont de Varole et les pédoncules furent mis dans l'acide chromique.

Une fois durcis on put voir sur des coupes des modifications évidentes des tissus. On voyait surtout des excavations remarquables, évidemment le résultat de la maladie. Dans la moelle épinière, au-dessous de la décussation des pyramides il y avait une petite cavité dans le voisinage immédiat du canal central, qui, à l'œil nu, ressemblait à une piqûre d'aiguille, le microscope montre qu'il s'agissait d'une cavité de forme ovale, irrégulière, formée en partie dans la substance blanche. Presque isolés dans cette cavité, il y avait de larges vaisseaux sanguins, dont l'un, qui avait les caractères d'une artère, était inclus dans une masse de tissu fibroïde à fins noyaux.

Les vaisseaux et le tissu qui étaient en contact immédiat avec eux étaient sauf en un point, séparés de la substance nerveuse environnante par un espace vide. Les vaisseaux sanguins dans la partie voisine de la moelle étaient plus visibles que normalement et beaucoup, surtout dans la substance grise, avaient de petits espaces irréguliers autour d'eux. Les vaisseaux dans le sillon antérieur sem-

1. Reimer. *Jahrbruc für kinderheilkunde*, 1876.
2. H. Dickinson. *On certain morbid changes in the nevrum system associated vite diabete.* (*Méd. chir. transactiones*, 1870).

blaient dilatés *et le fond* des sillons érodé formait une cavité irrégulière, limitée par des tubes nerveux brisés et saillants. Dans une corne antérieure la substance nerveuse avait été en partie modifiée, et l'on voyait de gros globules transparents, qui prouvaient jusqu'à l'évidence la désintégration de la substance nerveuse.

Dans la moelle allongée, il y avait des altérations manifestes. Elles étaient situées au voisinage de la ligne médiane dans les olives et dans le plancher du quatrième ventricule. Presque de chaque côté du plan médian et presque sur toute la longueur il avait une excavation longue de 1/8 de pouce très-visible à l'œil nu.

Les deux cavités qui se ressemblaient étroitement communiquaient ensemble par places. *Elles contenaient un vaisseau sanguin dilaté.* Dans les corpuscules on voyait une dégénérescence étendue de la substance nerveuse au voisinage des gros vaisseaux qui irriguent cette région.

Dans la substance blanche, au niveau des corps dentelés, il y avait beaucoup de vaisseaux plus visibles qu'à l'état normal et de forme irrégulière. Au voisinage de ces vaisseaux dilatés se rencontraient des globules transparents. Dans d'autres points où les altérations étaient plus avancées, les vaisseaux étaient entourés par des cavités irrégulières. Souvent aux vaisseaux adhéraient de gros globules transparents, laissant un espace vide entre le vaisseau et la paroi de la cavité.

Dans la substance blanche, près du centre des olives, était une cavité irrégulière de près de 1/24 de pouce, occupée par des séries de fibres nerveuses et des débris de globules.

De notables changements existaient aussi dans le plancher du quatrième ventricule. Ils étaient très nombreux vers le bout supérieur de la moelle et ressemblaient à ceux décrits dans les corps

Au pont de Varole les lésions étaient aussi frappantes que dans la moelle. *Près de la racine d'un des nerfs faciaux* était une excavation remarquable, des parois de laquelle faisaient saillie des vaisseaux sanguins de forme oblongue, large de 1/8 de pouce, à peu de distance de la surface du pont. C'était évidemment l'élargissement d'un sillon naturel qui loge un repli de la pie-mère.

Près du pont de Varole, entre les attaches des pédoncules antérieurs, il y avait une cavité pouvant contenir un petit pois, à parois irrégulières avec vaisseaux saillants.

Outre ce que nous venons de décrire, beaucoup de cavités plus petites, en rapport avec les vaisseaux sanguins, existaient dans la protubérance.

Dans les pédoncules et les couches optiques, les vaisseaux sanguins étaient plus manifestes que d'habitude et on voyait quelques petites cavités analogues aux précédentes.

Les nerfs pneumo-gastriques étaient sains. Les ganglions semi lunaires de même.

A cette longue description que nous avons tenu à apporter en entier nous n'aurons rien à ajouter ; elle nous fait l'anatomie pathologique aussi nettement que possible des lésions que l'on rencontre au niveau du mésocéphale, au niveau du siège d'origine des nerfs crâniens.

C'est cette région que M. Luys a désigné sous le nom de région diabétique du quatrième ventricule.

Frerichs, Broca, Leudet, Fauconneau-Dufresne ont cité

Grégoire

des faits de ramollissement du quatrième ventricule ; Recklinghausen et Richardson ont rapporté des faits de ramollissement inflammatoire du bulbe, Charcot en a observé de semblables ; Murray, Andral, Gull et Barlow ont rencontré des foyers hémorrhagiques au même siège.

Enfin dans certaines formes chroniques très accusées on trouve des lésions analogues au niveau des régions inférieures du quatrième ventricule, au-dessous des dernières fibres acoustiques. En même temps toute la substance grise est mollasse et incapable de supporter la pression du couteau, elle présente ainsi de petites dépressions en forme de fossettes, irrégulières, jaunâtres, bistrées qui correspondent à des atrophies localisées par résorption de la substance nerveuse.

En pratiquant des coupes à l'état frais, on reconnaît que l'hypérhémie ne s'arrête pas à la surface, mais qu'elle gagne la profondeur, dans la substance grise du quatrième ventricule et presque dans le milieu de la protubérance la substance grise centrale de la région cervicale de la moelle participe parfois au même travail congestif (1).

En terminant cette anatomie pathologique une question se pose. Toutes les lésions que nous avons rapportées et que nous avons trouvé dans les auteurs dépendent-elles du diabète ? sont-elles secondaires ? ou sont-ce ces lésions qui ont déterminé le diabète ? Faut-il admettre avec certains auteurs qu'une tumeur par exemple comme celle de Reimer détermine une glycosurie persistante, et non pas le diabète.

1. Démange. Art. *diabète*. Dict. enc. des sc. méd.

Faut-il admettre qu'un traumatisme cérébral détermine aussi de la glycosurie et non pas le diabète? D'où la nécessité d'éliminer de l'anatomie pathologique de celui-ci en tant que lésion lui appartenant en propre, toute lésion autre que la glycémie, et faire du diabète une maladie de toute la substance, *totius substantiœ* à déterminations multiples et variées, sans localisation anatomo-pathologique spéciale, constante et invariable.

Il est évident que les lésions que nous avons rapportées ne sont pas constantes, Taylor, Goodhart, Wilks, Moxon, ont repris les recherches de Luys et Dickinson et sont arrivés à des résultats contraires; mais de ce qu'une lésion est inconstante, il n'en faut pas conclure que lorsqu'elle existe, lorsque sa présence suffit à expliquer physiologiquement les symptômes présentés par le malade pendant la vie, elle n'est que de peu d'importance et que son rôle dans les cas où on la rencontre est purement secondaire.

Ne faut-il pas mieux comme le font certains auteurs, admettre diverses variétés dans le diabète, et par suite devenant éclectique, admettre telle théorie dans tel cas auquel elle s'applique et au contraire telle autre dans tel autre cas plus facilement explicable par elles.

Pourquoi ne pas faire comme certains auteurs un diabète cérébral ou cérébro-spinal dont les symptômes parfois étranges seraient en rapport avec les lésions multiples à sièges variés, à envahissement irrégulier dans la substance cérébrale (1). Tantôt il semble être consécutif à une tumeur cérébrale, à des foyers de ramollissement ou d'hémorrhagie, à un

1. Demange, *loc. cit.*

traumatisme cérébral, tantôt, sans lésion cérébrale appréciable, il est lié à un état nerveux tel que l'épilepsie, l'hypochondrie, l'asthme..... Parfois on constate des troubles de la vue, des tremblements, de l'incertitude dans la marche et enfin des dérangements intellectuels plus ou moins prononcés. Marchal de Calvi va jusqu'à admettre une vésanie diabétique.

Si l'on se reporte à toutes les lésions que nous avons signalées, si l'on fait attention au siège favori de ces lésions, si l'on remarque leur étendue, il sera facile de comprendre les symptômes qui pourront en résulter.

La substance nerveuse en effet menacée de destruction par la dégénérescence, est celle où se trouve le noyau du facial. Nous avons vu Cl. Bernard localiser le point exact où devait se faire la piqûre du quatrième ventricule pour obtenir la glycosurie artificielle, expérimentale. Cette même lésion se retrouve dans quelques autopsies, aussi peut-on l'admettre comme cause réelle de l'affection, dans certains cas tout au moins. Mais d'après les lois de Charcot, la lésion cérébrale n'agit pas seulement au point exact où se trouve la lésion. Les parties voisines peuvent être influencées par elle et par suite présenter des symptômes de paralysie sans qu'elles aient été réellement atteintes. Nous n'insistons pas sur ces lois bien connues.

Si nous étudions maintenant les rapports du noyau d'origine du facial, et si nous examinons le trajet intracellulaire de ces fibres nous allons voir combien près du plancher du quatrième ventricule, et combien près du centre glycosurique de Cl. Bernard, se trouve le nerf, et par suite comment peuvent s'expliquer ces paralysies dans le diabète.

Le nerf facial prend son origine sur le plancher du quatrième ventricule, par un noyau qui lui est commun avec le nerf moteur oculaire externe. Cette origine commune aux deux nerfs moteurs est située sur le plancher du bulbe en un point bien déterminé et qui apparaît à l'œil sous l'apparence de deux petites éminences situées de chaque côté du sillon médian, *eminentiæ teretes*.

Le plancher du quatrième ventricule forme un losange coupé par une grande diagonale *calamus scriptorius* et une petite réunissant les deux angles au niveau du point où le pédoncule cérébelleux inférieur est coupé par les branches postérieures du nerf auditif.

L'angle supérieur et l'angle inférieur donnent naissance l'un au pathétique, l'autre au spinal, cette dernière constituée par l'aile interne. Aux deux angles latéraux se trouve l'auditif. Enfin au-dessus du point d'entrecroisement des deux diagonales de chaque côté du sillon médian se trouvent les *eminentiæ teretes*.

Une coupe transversale, dit Coyne, auquel nous empruntons cette description, pratiquée à ce niveau, suivant un plan perpendiculaire à l'axe du bulbe donne des résultats qu'il est nécessaire de bien comprendre.

Cette surface se divise facilement en deux parties, l'une antérieure, l'autre postérieure. La première constitue le siège des origines de la plupart des nerfs, et les deux saillies arrondies que l'on observe sur la coupe sont les *eminentiæ teretes*. C'est là qu'à un millimètre environ sous le plancher du quatrième ventricule, on trouve un noyau arrondi composé de cellules étoilées, semblables à celles de l'hypoglosse, mais un peu plus petites et de chaque côté de ce noyau partent des filets qui se rendent en dedans vers le raphé médian, racines du nerf moteur, oculaire en dehors, vers le bord externe du trapèze, racines du facial (1).

Les racines des deux nerfs, en se réunissant en arrière, limitent un espace plus ou moins pyramidal dont le sommet est un noyau commun, lié aux filets profonds des pédoncules cérébelleux moyens, et dont les côtés sont formés par les racines des deux nerfs. Dans l'angle antéro-externe de cet espace pyramidal on rencontre deux noyaux constants. L'un, le plus antérieur, formé de petites cellules entourées d'un tissu conjonctif fin et groupées sous forme vague de circonvolutions, représente chez l'homme l'olive, supérieure, qui acquiert, on le sait, chez les animaux un grand développement. L'autre constant, formé de cellules à type moteur, situées en arrière du précédent, et le long du bord interne de la racine du facial est le noyau moteur du trijumeau, la continuation de la colonne dite motrice des nerfs mixtes et qui constitue, suivant M. R. Pierret, l'origine commune des branches inférieures du facial et du nerf masticateur.

La distance qui sépare le noyau du facial de la surface même du plancher, peut donc s'évaluer à 1 millimètre. Rien d'étonnant donc que ces lésions que nous venons de signaler de dégénérescence atteignent ce noyau et par suite donnent lieu à la maladie que nous étudions.

Mais ce ne sont pas les seules connexions qu'affecte le

1. Coyne, art. Facial, *in Dict. encycl. des sc. méd.*

nerf facial. Auprès de lui se trouvent répartis d'autres noyaux d'origine de nerfs voisins. Et dans les observations que nous rapportons, sur lesquelles nous aurons à revenir, nous décrirons certains symptômes en rapport avec les lésions de ces noyaux.

Qu'il nous soit donc permis de revenir encore à la description anatomique qui seule peut expliquer ces phénomènes, en apparence complexes.

Le nerf facial passe au-dessous du noyau commun du moteur oculaire externe, se porte tout d'abord vers le raphé auquel il amène des filets d'entrecroisement, alors changeant de direction, il s'incurve de haut en bas, puis de dedans en dehors pour contourner le noyau facial par son bord interne, et se recourber au dedans de lui, en formant le genou du facial.

Il ressort de cette disposition que toutes les fibres du facial ne paraissent pas se terminer dans le noyau commun, et qu'au contraire un grand nombre d'entre elles paraissent le contourner et chercher dans une autre région un noyau supplémentaire.

Duchenne de Boulogne, remarquant que dans la paralysie labio-glosso-laryngée, le nerf facial se trouve divisé en deux nerfs bien distincts et susceptible d'être paralysé isolément, que le nerf grand hypoglosse est pris le premier, et que le tour du facial inférieur ne vient qu'ensuite, fut fondé à croire qu'il existait près de l'hypoglosse un noyau accessoire destiné aux filets accessoires inférieurs du nerf facial.

Cette opinion, d'abord acceptée par les auteurs tels que Clarke, Charcot, fut bientôt combattue, puis abandonnée par ceux qui l'avaient d'abord défendue et Pierret et Mey-

sance. On vient le relever et on le trouve atteint d'une hémiplégie faciale que le médecin attribue au traumatisme.

A part cette paralysie, le sujet avait une santé parfaite, du moins il le disait tout d'abord, mais en insistant dans l'interrogatoire on finissait par apprendre que, depuis quelques mois cet homme était impuissant, il n'avait plus d'appétits sexuels. D'autre part il éprouvait sans cause appréciable une fatigue générale qui l'étonnait, lui n'a guère si actif et capable de supporter des fatigues bien autres que les menus ouvrages auxquels il demandait maintenant une distraction.

M. Lasègue ne doute pas que la paralysie dans ce cas ne doive être rapportée au diabète, le traumatisme n'ayant été qu'une conséquence de la perte subite de connaissance.

Observation II

Millard. *J. méd. et chir.*

Le malade est atteint depuis un temps indéterminé de diabète sans le savoir.

Il s'est aperçu il y a six mois qu'il buvait, mangeait, urinait plus que de coutume, lorsque dans la nuit du 14 au 15 décembre il fut pris d'une hémiplégie faciale gauche.

Il entre à l'hôpital.

On constate tous les signes du diabète : polyurie, polyphagie, polydipsie (six litres par jour en moyenne) glycosurie abondante, albuminurie légère, œdème des membres inférieurs. Paralysie complète de la moitié gauche de la face. Luette déviée à droite, mastication difficile, parole embarrassée, céphalée nocturne très intense. Depuis quelques semaines, quelques troubles de l'audition, vue bonne, éblouissements et vertiges.

Du 7 au 8 mars le côté droit de la face se prend à son tour, il y a paralysie faciale double.

Observation III (personnelle)

Le nommé V..., âgé de 55 ans, se présente le 30 décembre 1882 à la salle Saint-Henri, dans le service de M. Constantin Paul pour y être soigné d'une hémiplégie faciale gauche, avec conservation de l'orbiculaire.

Le malade rapporte qu'il a eu froid le 8 du même mois en sortant dans une voiture découverte. Le lendemain, comme il se promenait sur le boulevard, il allume un cigare et s'aperçoit avec stupéfaction qu'il ne peut plus lancer la fumée.

Du reste il a toujours eu jusque là, dit-il, une excellente santé.

Cependant en l'interrogeant nous apprenons qu'il y a environ deux ans et pendant à peu près six mois, il a éprouvé une soif intense avec polyurie, il se relevait chaque nuit plusieurs fois pour uriner abondamment.

Il n'a pas attaché d'importance à ces phénomènes et n'a par conséquent, pas consulté à leur sujet.

D'ailleurs ces symptômes ont depuis complètement disparu. Il boit, mange, urine aujourd'hui modérément, un litre et demi de boisson par jour environ.

Pas de névralgies, pas d'anesthésies, pas d'affaiblissement musculaire, ni de diminution d'appétit sexuel, rien en un mot que cette hémiplégie.

Les urines sont examinées et l'on trouve 30 grammes de glycose par 24 heures.

Observation V (Charcot)

Mme X..., diabétique. Névralgie faciale, puis diplopie et chute de la paupière supérieure droite. Quelques mois après déviation de la commissure labiale gauche avec embarras de la parole et de la déglutition. Quelque temps après embarras plus considérable de la parole qui n'est jamais redevenue normale.

OBSERVATION VI (Id).

M. de B..., diabétique. Aphasie totale avec paralysie faciale droite, Quelques jours après, l'index de la main droite ne peut plus être étendu ; il est le siège d'engourdissement et d'un peu d'analgésie (Bruit de galop, myocardite scléreuse).

OBSERVATION VII (Id. citée par Dreyfous).

Un diabétique est pris d'une attaque d'apoplexie avec chute et perte de connaissance ; à la suite, parésie des extenseurs de la cuisse gauche, une deuxième attaque est suivie d'embarras de la parole avec déviation de la bouche à gauche.

OBSERVATION VIII

Ogle. On disease of the brain as aresult of diabetes
(Saint Georges'Hospital Reports, 1866)

Elisabeth M..., âgée de 14 ans, est admise le 11 mai 1859, avec des symptômes diabétiques dont le début remonte à 14 mois. Il ne semble pas qu'il y ait eu hérédité. Après divers traitements, elle fut quelque temps traitée par le sucre et la thériaque.

Survinrent alors céphalalgie, douleurs thoraciques ; puis coma, déviation de la bouche du côté droit avec strabisme, quarante respirations à la minute. Mort le 14 juin.

Autopsie. — Vaisseaux du cerveau congestionnés. Cerveau, cœur, poumons sains. Foie gras, reins congestionnés.

Observation IX (Ogle, *loc. cit.*)

Une femme diabétique depuis déjà deux ans, est atteinte d'une attaque d'apoplexie, et à la suite paralysie du bras droit et du côté droit de la face ; puis lentement survint à la suite une paralysie du bras gauche.

Observation X

(Seegen. *Dès diabètes mellitus*, Berlin, 1875, p. 282).

H..., 26 ans. En mai 1814, la partie droite de la face est raide, la bouche déviée à gauche ; la pression de la main droite est plus forte que celle de la gauche. L'état s'améliore de nouveau ; après un voyage, il tombe sans connaissance, et reste paralysé du côté droit. Il mourut qnelques jours après.

Observation XI

(Leudet Th. Mary 1881).

Une femme de 32 ans fut atteinte au sixième mois d'une grossesse d'une perte de la vue de l'œil gauche sans aucun phénomène paralytique dans les membres. Peu de temps après l'invasion des troubles de la vue, elle éprouve une soif vive qui lui fait boire 6 à 8 litres de liquide par jour. Cette soif persiste ainsi que la perte de la vue, qui coïncide avec des maux de tête et des vomissements. Sept mois et demi après cet accident, symptômes comateux débutant brusquement et se dissipant graduellement au bout d'un jour, on constate alors une paralysie des troisième et cinquième paires avec un peu de ramollissement de la cornée du même côté. Anesthésie faciale cutanée à gauche de la muqueuse nasale et de la moitié gauche de la langue, soif vive qui n'a cessé depuis qu'elle a succédé aux premiers troubles de la vue et signes généraux du diabète. On constate la présence du sucré dans l'urine.

Traitement par l'iodure de potassium, fonte de l'œil, la *paralysie de la face* disparaît.

OBSERVATION XII (C. Paul, inédite).

Observation de paralysie faciale et de paralysie de la troisième paire chez un glycosurique.

M. D. de M., âgé aujourd'hui de 65 ans, d'une belle santé, a été atteint pour la première fois d'une paralysie du nerf facial gauche, il y a quatre ans, au mois d'avril 1879. Cette paralysie paraissait bien due au froid car elle s'est montrée au retour d'un long voyage en chemin de fer dans lequel il avait laissé la fenêtre ouverte et reçu pendant toute une journée les courants d'air, sur le côté gauche de la figure.

Cette paralysie avait bien le caractère d'une paralysie périphérique : elle était générale, occupant tous les muscles d'un côté depuis celui de la houppe du menton jusqu'à l'élévateur du sourcil. Les muscles les plus atteints étaient le grand zygomatique et une partie de 'orbiculaire des lèvres, celle qui confine à l'insertion du triangulaire des lèvres. Le muscle de Horner fut au contraire un des premiers à revenir avec l'orbiculaire de l'œil.

La contractilité faradique des muscles était très affaiblie mais n'était pas anéantie.

Cette paralysie qui présentait tous les signes d'une paralysie de cause externe guérit en six semaines par la faradisation sans laisser autre chose qu'un peu de faiblesse de l'orbiculaire des lèvres et un peu de raideur dans les muscles buccinateurs.

Cette affection avait tout à fait l'air d'un accident traumatique lorsque d'autres symptômes vinrent donner l'éveil sur la possibilité d'une affection constitutionnelle.

L'année suivante vers la même époque, le patient eut à souffrir d'un gonflement de la prostate, il y eut rétention d'urine et l'examen de l'urine y montra du sucre. Mais ce sucre y variait chaque jour en quantité d'une manière remarquable. Il n'y avait aucun symptôme de diabète, mais une habitude de manger et de boire chaque jour dans des proportions trop grandes. Gros mangeur, fin buveur et sédentaire, telles étaient les causes de la glycosurie.

Sous l'influence de régime la glycosurie s'amende. L'année 1881 fut bonne au printemps, mais en septembre apparut à la face du côté où avait eu lieu la paralysie du nerf facial, une paralysie nouvelle, occupant la troisième paire du côté gauche et occupant toutes les branches de ce nerf; de là chute de la paupière, strabisme externe, dilatation de la pupille, etc.

Cette paralysie ne paraissait reconnaître pour cause ni une hémorrhagie cérébrale, ni un ramollissement, ni une lésion syphilitique. Je mis néanmoins le malade à l'iodure de potassium (4 gr. par jour) et la guérison ne se fit pas attendre.

L'année 1882 fut troublée par de nouveaux accidents; au mois de février, nouvelle rétention d'urine, telle qu'il est impossible de faire le cathétérisme et qu'il fallait pratiquer une ponction capillaire de la vessie après laquelle les sondages furent possibles.

Cette année 1883 est assez bonne, il n'y a pas eu au printemps de nouvelle rétention d'urine. Mais au mois de mai rechute de la paralysie de la troisième paire. Cette paralysie a été peut-être plus complète et de plus longue durée. Il a fallu arriver à 6 gr. d'iodure, pour obtenir une action rapide.

Aujourd'hui il n'y a plus trace soit de la paralysie de la septième paire, soit de la paralysie de la troisième. L'état général est excellent, les urines sont peu abondantes, elles contiennent en moyenne de 12 à 20 grammes de sucre par litre.

Si l'on songe que le noyau du facial et celui de la troisième paire sont situés sous le plancher du quatrième ventricule à côté l'un de l'autre, dans la région précisément où doivent se faire les lésions expérimentales pour produire la glycosurie, on a le droit de supposer que ces trois affections sont liées entre elles par le siège anatomique.

Enfin nous pourrions citer encore l'observation de Tardieu qui est racontée dans le mémoire de M. C. Paul sur le traitement des paralysies faciales par l'électricité. Il faut y ajouter que bien que cette paralysie présentât tous les caractères d'une paralysie périphérique, Tardieu était déjà diabétique, que peu de temps après il fut pris graduellement d'un affaiblissement du côté droit, puis d'un affaiblissement de la mémoire et qu'il mourut de cachexie diabétique.

Si nous étudions ces quelques observations sur lesquelles malheureusement nous n'avons pu trouver tous les détails qui nous eussent été nécessaires pour établir d'une façon définitive l'histoire des paralysies diabétiques de la face, nous pouvons dès l'abord constater un mode de début bien différent, qui permettra de diviser ces paralysies en deux classes distinctes.

Dans la première, la paralysie faciale surviendra au milieu de la santé en apparence parfaite, reconnaissable seulement à ses caractères physiques ; dans la seconde au contraire le malade serait déjà profondément atteint, et le début de la paralysie sera marqué par de la perte de connaissance, une chute brusque, immédiate, enfin dans ce cas d'autres paralysies pourront accompagner la paralysie faciale. En un mot celle-ci pourra survenir avec ou sans ictus, pourra être un des phénomènes initiaux du diabète ou un des phénomènes ultimes.

Lorsque la paralysie faciale apparaît au début du dia-

bète elle est parfois annoncée par de véritables prodro-
mes ; il semble qu'il existe des symptômes cérébraux qui
sont les avant-coureurs de la lésion qui est survenue.
Nous n'osons pas dire que l'on a affaire à une forme cérébrale. Mais dans nos observations III, V, XI nous voyons
des phénomènes de céphalalgie survenir et indiquer qu'une
lésion s'établit du côté de l'encéphale ; dans notre observation I nous avons affaire à ce que M. le professeur Lasègue
appelait si justement un cérébral. Un homme ayant été entre-
preneur, ayant mené une vie active, et capable de supporter
des fatigues autres que celles qu'il supporte, se retire, vit tran-
quille ; il est exposé par ce repos même, par son inaction,
à voir survenir des lésions du côté de son encéphale. Il est
déjà diabétique, c'est du côté de l'organe le plus faible,
locus minoris resistentiæ, du côté de son bulbe que se pro-
duiront les lésions amenant l'apoplexie, c'est une paralysie faciale qui sera le premier symptôme apparent de son
diabète.

Dans notre observation III nous voyons un fait analogue se produire sous l'influence d'un courant d'air, du
froid, faut-il admettre une simple coïncidence ? Nous ne le
croyons pas, l'hémiplégie faciale est incomplète, l'orbiculaire des paupières est conservée, tout doit donc nous faire
penser à une paralysie d'origine diabétique. Nous ne sup-
primons pas toute influence au froid qu'a ressenti le
malade, mais s'il n'avait pas été diabétique, peut-être
n'eût-il pas eu sa paralysie faciale.

D'autres fois la paralysie est précédée de névralgie
(Obs. V), de troubles oculaires (Obs. XI), il semble qu'il y

ait des symptômes d'irritation bulbaire avant l'apparition faciale des troubles paralytiques.

Pour les paralysies s'accompagnant d'hémiplégie, nous ne pouvons mieux faire, étant donnée l'absence d'observations en notre possession, que d'en revenir à la description de Dreyfous (1). « Nous trouvons ces caractères analogues à ceux des monoplégies. Comme ces dernières, les hémiplégies sont souvent initiales, passagères, bizarres d'ailleurs, et associées à des phénomènes inattendus. Tel est cet hémiplégique dont l'observation est rapportée par Feré et Bernard qui fut paralysé la nuit sans perte de connaissance, et qui avec une hémiplégie gauche limitée aux membres, présentait une chute de la paupière supérieure droite.

Dans l'observation de Leudet, nous voyons l'hyperesthésie, l'anesthésie partielle combinées avec une hémiplégie de la face et des membres. »

Lorsque la paralysie faciale diabétique est isolée, c'est surtout celle-là que nous avons en vue, on remarque tous les symptômes de la paralysie centrale. Nous n'insistons pas sur ces symptômes décrits dans tous les travaux classiques.

Mais nous devons insister un peu davantage sur la marche de l'affection. Quelquefois la lésion reste seule, unique, s'accompagnant rarement de rétractions secondaires si fréquentes et si fâcheuses dans la paralysie a frigore. Mais le plus souvent il n'en est pas ainsi.

L'hémiplégie faciale diabétique n'est pas régulière, elle présente des symptômes qui n'appartiennent pas à la para-

1. Dreyfous, *loco citato*, p. 63.

lysie faciale vulgaire. En effet lorsque nous avons étudié longuement le côté anatomique de la région, nous avions en vue ces cas disparates et bizarres ainsi que les appelle Trousseau ; c'est par les données anatomiques que nous allons pouvoir expliquer ces anomalies de la paralysie faciale diabétique, et ces prétendues anomalies trouvent leur raison d'être.

En effet lorsqu'il existe une paralysie faciale périphérique c'est un tronc nerveux qui est blessé, la paralysie ne portera que sur lui ; lorsque l'on a affaire à une fracture du rocher, le nerf facial lésé est seul en cause et les symptômes ne dépassent pas la paralysie faciale unilatérale. Mais dans la paralysie diabétique, souvent les lésions ne se localisent pas sur tel ou tel point du bulbe. Elles sont dispersées, elles peuvent progresser et il n'est rien d'étonnant qu'après avoir lésé et paralysé le noyau du facial elles s'étendent sur les noyaux voisins, le détruisant complètement ou se contentant de les toucher sans les détruire.

Nous allons par conséquent pouvoir retrouver des symptômes se rapportant à la lésion des noyaux bulbaires.

Le noyau pris le plus souvent est le noyau du grand hypoglosse et dans les obs. V, VI, VII, aphasie ou gêne de la parole qui reste persistante est due à la paralysie de la langue, ou peut-être à la paralysie des nerfs phonateurs (Lecorché) par lésion du noyau du nerf spinal.

Le facial de l'autre côté peut être atteint par voisinage et alors on voit survenir une hémiplégie bilatérale (obs. II).

Des troubles oculaires peuvent survenir, soit du côté du noyau du moto-oculaire externe ou du noyau du moto-oculaire commun (obs. XI).

Enfin dans une de nos observations, nous trouvons quelques troubles de l'audition (obs. II).

Tous ces phénomènes se présentent, soit simultanément, soit successivement. Le pronostic est en général sérieux, moins à cause de l'hémiplégie elle-même qui ne cause en somme que peu de gravité, que pour ce qu'elle indique au point de vue de la lésion profonde. Presque toujours elle sera l'indice d'une lésion avancée de la région bulbaire et devra toujours dans ce cas faire porter un pronostic grave.

La faradisation qui donne de si beaux résultats dans la paralysie *a frigore* est ici assez impuissante, tout au moins sans grand effet dans les paralysies diabétiques.

C'est sur la théorie nerveuse du diabète que nous nous sommes appuyé pour démontrer la possibilité d'une hémiplégie faciale et c'est aux lésions trouvées dans plusieurs autopsies que nous avons rapporté les causes de ces paralysies. Peut-être d'autres théories, d'autres idées peuvent-elles être émises, nous n'en doutons pas ; nous n'en avons pas trouvé d'autres. Après nous être appuyé sur la clinique nous avons cherché le secours de l'anatomie pathologique dont le devoir est de ne pas oublier que « derrière toute perturbation fonctionnelle révélée par les « cliniciens, il y a pour elle un problème résolu ou à « résoudre, une lésion délicate ou grossière, passagère « ou durable à trouver et à décrire (1). »

1. Charcot. *Cours de la Faculté, Progrès médical* 1877 p. 262.

CONCLUSIONS

Il existe une paralysie faciale diabétique.

Cette paralysie peut être isolée ou associée à d'autres paralysies.

Les lésions trouvées au niveau du plancher du quatrième ventricule permettent d'expliquer la présence de cette paralysie et rendent compte de sa manière d'être.

La paralysie faciale diabétique peut être complète ou incomplète, unilatérale ou double, survenir au début ou à la fin du diabète.

Elle peut être passagère ou permanente.

Son pronostic n'a d'importance qu'en tant qu'elle indique une lésion profonde du bulbe.

Enfin elle peut être le premier symptôme qui mette sur la voie du diagnostic et permette de découvrir un diabète existant depuis longtemps et jusqu'alors méconnu.

Imp. A. DERENNE, Mayenne. — Paris, boul. Saint-Michel, 52.

Imprimerie A. DERENNE, Mayenne. — Paris, boulevard Saint-Michel, 52.